AF461628

Dr Ern. NYSSENS

LA
CUISINE RATIONNELLE

Précis d'hygiène alimentaire.

Prix : 1 franc.

Publications végétariennes
J. MORAND,
13, rue Froissart,
PARIS

La Réforme alimentaire
E. NYSSENS,
126, rue de la Loi,
BRUXELLES

1900

La cuisine est le laboratoire du médecin pratique.

ALIMENTATION RATIONNELLE

Végétarisme.

« L'homme à son origine devait être végétarien », s'écria le professeur Dujardin-Beaumetz à son cours de thérapeutique (1).

« L'homme paraît fait pour se nourrir principalement de fruits, de racines et d'autres parties succulentes des végétaux », affirme Cuvier (2), le plus grand des anatomistes.

Une erreur assez répandue est que la denture de l'homme indique par la présence des canines que la nature l'aurait destiné au régime des omnivores. Mais pour ceux qui ont comparé l'anatomie humaine avec celle des

(1) Conférences sur l'*Hygiène alimentaire*, par le Dr Dujardin-Beaumetz, membre de l'Académie de médecine. (*Bullet. de thérap.*, t. 124, p. 385.)

(2) Cité par M. le Dr Huchard, membre de l'Académie de médecine. (*Journal des Praticiens*, septembre, 1899.)

espèces animales, il est évident que « l'homme est organisé pour un régime essentiellement végétal » (Milne-Edwards) (1).

C'est probablement par une déviation de l'instinct que l'homme a paru pouvoir s'adapter à une alimentation sanglante. Adaptation illusoire !

L'organisme humain souffre du régime anormal que lui imposent nos mœurs. C'est une caractéristique du siècle que l'accroissement phénoménal de certaines maladies, des vices et de la dégénérescence, parallèlement à l'augmentation de l'usage de la viande. La goutte est l'apanage des grands mangeurs de viande. L'arthritisme, dont elle est une manifestation avec le rhumatisme déformant, les eczémas, les migraines, les dyspnées, la gravelle; puis le diabète, l'obésité; et encore l'alcoolisme, sans parler du botulisme, de la trichinose, des ténias; tous ces fléaux ont pour origine les excès de table et en première ligne les excès de viande. Le Dr Reiche (2) (en Allemagne) vient encore de constater, après le Dr R. Williams (en Angleterre), une concordance étrange entre la mortalité par le cancer et l'augmentation de l'importation des viandes dans leurs pays respectifs.

La viande n'est pas un aliment naturel à l'homme. Celui-ci s'en abstiendrait d'instinct, si l'instinct n'était pas étouffé dès l'enfance.

Les enfants, ceux du moins qui ont le privilège de

(1) Milne-Edwards. *Leçons sur la physiologie et anatomie comparée*, vol. VI, p. 197.

(2) *Journal de Médecine et de Chirurgie pratiques*, 25 mai 1900.

sentir juste malgré l'hérédité qui pèse sur eux, — la plupart des enfants n'aiment pas la viande et adorent les fruits. On leur défend les fruits et leur impose la viande. Est-il étonnant que tant d'enfants soient chétifs ? Donnons-leur des fruits à volonté, des céréales et du laitage, et leur bonne santé se fera voir bientôt en colorant leurs joues du rouge des pommes mûres.

LA CHIMIE DES ALIMENTS.

Composition.

L'alimentation complète comprend quatre ordres de substances :

Les albumines (ou matières azotées ou substances protéiques);

Les hydrocarbures (c'est-à-dire les amidons et les sucres);

Les corps gras;

Les sels alimentaires.

Il faut que chacune de ces substances soit représentée dans une juste proportion.

Le régime mixte à la mode peut les renfermer dans les rapports voulus, à la condition que la viande y prenne une place secondaire.

L'albumine se trouve en forte proportion dans la viande (20 p. c.); dans les légumineuses — pois, haricots, fèves, lentilles — (22 à 25 p. c.); dans les céréales (10 à 12 p. c.); dans les noix (16 p. c.).

Les hydrocarbures (amidons et sucres) se rencontrent

dans les légumineuses (50 p. c.); les céréales (65 à 70 p. c.); les fruits (8 à 12 p. c.); les légumes herbacés, les tubercules et racines (4 à 20 p. c.).

Les corps gras sont abondants dans la graisse animale, le beurre, les noix, les olives et les céréales.

Les sels, enfin, contribuent à la valeur des légumes verts, des salades, des tubercules, racines et bulbes, et des fruits succulents.

Tableau montrant la composition des aliments

(D'après J. König, *Chemie der Menschlichen Nahrungs- und Genussmittel*).

100 GRAMMES DES ALIMENTS CI-APRÈS renferment en grammes DES SUBSTANCES CI-CONTRE :	Eau.	Albumine.	Corps gras.	Hydrates de carbone.	Sels alimentaires.
Types d'aliment complet.					
Lait de vache	87,42	3,41	3,65	4,81	0,72
LAIT MATERNEL	87,02	2,36	3,94	6,23	0,45
Salades et légumes verts.					
Chou de Savoie	87,09	3,31	0,71	6,02	1,64
Chou blanc	89,97	1,89	0,20	4,87	1,23
Épinards	88,47	2,49	0,58	4,44	2,09
Chou fleur	90,89	2,48	0,34	4,55	0,83
Orties	82,44	5,50	0,67	7,13	2,30
Pissenlit	85,54	2,81	0,69	7,45	1,90
Asperges	93,75	1,79	0,25	2,63	0,54

100 GRAMMES DES ALIMENTS CI-APRÈS renferment en grammes DES SUBSTANCES CI-CONTRE :	Eau.	Albumine.	Corps gras.	Hydrates de carbone.	Sels alimentaires.
Cornichons	95,60	1,02	0,09	2,28	0,39
Petite laitue	93,41	2,09	0,41	2,73	0,79
Têtes de laitue	94,33	1,41	0,31	2,19	1,03
Salade romaine	92,50	1,26	0,54	3,55	0,98
Poireaux	87,62	2,83	0,29	6,53	1,24
Oignons	85,99	1,68	0,10	10,82	0,71
Champignons	89,12	2,61	0,28	6,11	0,70
Racines et tubercules.					
Radis	93,34	1,23	0,15	3,79	0,74
Céleri rave	84,09	1,48	0,39	11,80	0,84
Pomme de terre	75,48	1,95	0,15	20,72	0,95
Topinambour	79,59	1,98	0.13	15,66	1,17
Carottes	87,05	1,04	0,21	9,40	0,90
Graines de légumineuses.					
Pois	14,99	22,85	1,79	52,36	2,58
Lentilles	12.35	25,70	1,89	53,46	3,04
Fèves	14,76	24,27	1,61	49,01	3,26
Céréales.					
Froment d'hiver	13,65	12,35	1,75	67,91	1,81
Seigle d'hiver	15,06	11,52	1,79	67,81	1,81
Orge d'hiver	13,77	11,14	2,16	64,93	2,69
Avoine	12,37	10,41	5,23	57,78	3,02

100 GRAMMES DES ALIMENTS CI-APRÈS renferment en grammes DES SUBSTANCES CI-CONTRE :	Eau.	Albumine.	Corps gras.	Hydrates de carbone.	Sels alimeutaires.
Maïs	13,12	9,85	4,62	68,51	1,51
Riz.	13,11	7,85	0,88	76,52	1,01
Noix.					
Grosse noix	4,68	13,37	62,86	7,89	2,03
Noix de coco (fraîche)	46,64	5,49	35,93	8,06	0.97
Fève de cacao.	3,63	11,99	49.32	26,43	3,48
Fruits.					
Pomme	84,79	0,36	—	12,04	0,49
Poire	83,02	0,36	—	11,80	0,31
Cerise	79,82	0,67	—	12,00	0,73
Raisin	78,17	0,59	—	16,32	0,53
Prune	84,86	0,40	—	8,24	0,66
Fraise	87,66	0,54	0,45	7,29	0,81
Groseille à maquereau.	85,74	0,47	—	8,43	0,42
Produits animaux.					
Chair des mammifères.	72,00	20,00	5,00	0,40	1,10
» de poulets	76,22	19,72	1,42	1,27	1,37
» de poissons de mer.	80,97	17,07	0,34	—	1,64
Œuf de poule	73,67	12,55	12,11	0,55	1,12
Blanc d'œuf.	85,75	12,67	0,25	0,74	0,59
Jaune d'œuf.	50,82	16,24	31,75	0,12	1,09

La viande est un aliment négligeable puisque l'albumine est *plus abondante* dans les légumineuses et qu'elle se trouve en quantité suffisante dans les céréales et les noix. Il est vrai que l'albumine de la viande (la fibrine) s'assimile plus facilement que l'albumine végétale (la légumine) dans les estomacs gâtés par le vin, la viande et les épices : Toutefois, les expériences de Voit (en 1896) (1) ont démontré qu'un homme habitué au régime végétarien utilise infiniment mieux les albumines végétales qu'un homme habitué au régime carné.

Les albumines de la viande sont associées aux matières de déchet qui encombrent les tissus (créatine, créatinine, leucine, tyrosine, carnine, etc.) et se trouvent en présence de leucomaïnes et de ptomaïnes, tous poisons lents pour l'organisme.

RÔLE DES MATIÈRES NUTRITIVES

Les albumines contribuent à la réparation des tissus. Les hydrocarbures (amidons et sucres) et les corps gras sont les combustibles qui font marcher la machine humaine. Les sels interviennent activement dans le mécanisme des échanges nutritifs, de l'apport d'oxygène aux cellules ; ils assurent le fonctionnement vital.

La question des sels alimentaires est trop souvent négligée par les expérimentateurs qui cherchent à établir les rations normales.

(1) La *Réforme alimentaire*, août 1899.

Le lait est le vrai type d'aliment complet fourni par la nature. Sa composition doit servir de modèle à notre régime alimentaire. Le lait est plus riche en soude et en chaux que la viande, les graines, les légumineuses, les pommes de terre. Il est donc nécessaire de mêler à ces aliments une quantité suffisante de légumes verts (épinards), de salades, de racines (carottes) et de fruits, dont la composition compensera le manque de chaux et de soude.

Tableau montrant la composition en sels nutritifs de quelques aliments.

Mille grammes des substances séchées suivantes contiennent en grammes :

	Cendres total.	Potassium K_2O	Sodium Na_2O	Chaux CaO	Magnésie MgO	Oxyde de fer Fe_2O_3	Acide phosphorique P_2O_5	Acide sulfurique SO_3	Silice SiO_3	Chlore Cl
Lait de vache .	48,8	12,04	4,73	10,66	1,49	0,26	13,88	0,15	0,02	6,97
Viande. . . .	40,6	16,76	1,47	1,15	1,30	0,28	17,27	0,63	0,45	1,56
Farine de froment. . . .	4,7	1,69	0,04	0,13	0,39	—	2,45	—	—	—
Farine de seigle	19,7	7,57	0,34	0,20	1,57	0,50	9,51	—	—	—
Pomme de terre.	37,7	22,76	0,99	0,97	1,77	0,45	6,53	2,45	0,80	1,17
Pois.	27,3	11,41	0,26	1,36	2,17	0,16	9,93	0,95	0,24	0,42
Carotte. . . .	51,7	20,20	11,58	6,20	2,40	0,55	7,00	3,53	1,30	2,51
Épinards . . .	164,8	27,29	58,16	19,58	10,51	5,52	16,89	11,32	7,45	10,22
Salade de laitue.	180,3	67,85	13,60	26,47	11,76	9,39	16,57	6,78	14,68	13,79
Pomme. . . .	14,4	5,14	3,76	0,59	1,26	0,20	1,96	0,88	0,62	—

D'après E. Wolff : *Analyses des cendres de produits agricoles*. Berlin, 1871 et 1880.

LA VIE A BON MARCHÉ

Pour un franc l'on achète :

	POIDS	VALEUR EN		
		Albumines	Hydro-carbures	Corps gras
	Grammes	Grammes	Grammes	Grammes
Viande	500	100	0,20	25
Pois secs	1 500	350	785	27
Farine de froment complet	2 000	250	1 358	35
Pommes de terre . .	10 000	200	2 000	15

Ces quatre exemples suffisent à mettre en évidence l'énorme économie que réalise la ménagère dès qu'elle abdique le culte de la viande.

LE RÉGIME FORTIFIANT

La viande est stimulante, non pas fortifiante. Elle donne une sensation de force illusoire qui ne peut se maintenir que par l'usage de contre-stimulants (vin, bière, café, thé, spiritueux, tabac). En supprimant tous ces excitants et la viande, on acquiert une endurance au travail infiniment supérieure à celle que peut donner le régime carné.

Il existe un club athlétique végétarien dont les membres ont remporté des victoires éclatantes contre des concurrents nécrophages (1).

Il existe en Angleterre, à Blackwall, des usines de construction, appartenant à l'armateur M. Hills, où tous les ouvriers exécutant les travaux les plus rudes sont végétariens.

LA QUESTION SOCIALE

Un hectare de terrain rapporte dans le nord de l'Europe en moyenne (d'après Middleson et Rawson) :

Viande de bœuf, 250 kilogs par an ;

Céréales, 3,000 kilogs par an, à savoir :

Froment, 1,904 ; orge, 2,004 ; maïs, 3,537 ; riz, 5,174.

Un jardin des environs de Paris, mesurant 1 hectare et 8 ares, rapporte en un an :

20,000 kilogs de carottes ;
20,000 kilogs d'oignons ;
6,000 têtes de choux ;
3,000 têtes de choux-fleurs ;
5,000 paniers de tomates ;
60,000 pièces de fruits de table ;
154,000 têtes de salade.

Ce jardin rapporte un total de 250,000 kilogs de fruits et de légumes. S'il était affecté à l'élevage de bestiaux, il donnerait un peu moins de 300 kilogs de viande.

(1) Voir l'*Alimentation du touriste*, par le D[r] ERN. NYSSENS.

Le même terrain peut rapporter.		Albumines	Hydro-carbures.	Corps gras
	Kilog.	Kilog.	Kilog.	Kilog.
Fruits et légumes. .	250,000	5,000	12,500	1,250
Viande	300	60	1	15

Le nécrophage adulte consomme en France environ 175 grammes de viande par jour, soit environ 63 kilogs par an.

Supposons qu'on remplace la viande par la même quantité de céréales. Un hectare fournira en un an :

Viande : 250 kilogs, assez pour 4 nécrophages ;
Céréales : 3,000 kilogs, assez pour 48 végétariens.

Le nécrophage adulte consomme dans le Nord de l'Europe :

700 grammes de viande par jour, soit environ 250 kilogs par an. Supposons qu'on remplace la viande par la même quantité de céréales : Un hectare fournira en un an :

Viande : 250 kilogs, assez pour 1 nécrophage ;
Céréales : 3,000 kilogs, assez pour 12 végétariens.

Ces chiffres sont beaucoup au-dessous de la vérité. Il y aurait lieu — mais l'espace me manque ici pour détailler les calculs — de tenir compte des faits suivants :

1° Le végétarien, ayant une cuisine plus simple, mange moins et s'assimile mieux les aliments :

2° Il réalise une économie considérable en ne blanchissant pas les légumes ;

3° La céréale est un aliment complet. La viande ne l'est pas. Le nécrophage devra suppléer à l'insuffisance de la viande par une forte proportion de féculents et de légumes. Le végétarien, au contraire, devrait ajouter fort peu de légumes et de fruits à ses céréales pour être abondamment pourvu de toutes les substances nutritives.

En tenant compte de ces faits, les calculs montreront que le nécrophage emploie pour se nourrir non pas douze, mais au moins trente fois plus de terrain que le végétarien.

Tous ces faits ont pour conséquence :

1° La surpopulation du globe n'effraie plus le végétarien. Il y a place pour 12 végétariens sur un sol qui ne suffit déjà pas à un seul nécrophage ;

2° La culture exige 6 fois plus de personnel que ne l'exige l'élevage. Si le végétarisme se répandait, il en résulterait un reflux des travailleurs vers les campagnes. Ce serait la fin de l'attraction épuisante des « villes tentaculaires ».

POURQUOI TUER?

S'il était établi que l'homme ne peut pas vivre sans se nourrir de viande, il pourrait sembler naturel de sacrifier les animaux pour en faire notre nourriture. Mais l'aliment carné non seulement est inutile, mais nuisible. Dès lors, pourquoi tuer? N'y a-t-il pas quelque cruauté à élever des animaux dans le but unique de les égorger *inutilement* ?

Que les membres des sociétés protectrices des animaux — qui dévorent leurs protégés — portent leur attention sur la question de l'alimentation, et leur œuvre prendra aussitôt une envergure nouvelle.

QUE MANGE LE VÉGÉTARIEN?

Les fruits crus constituent l'aliment idéal du végétarien. Les bananes, les figues, les dattes, avec quelques raisins, des amandes et des noix ou noisettes peuvent suffire et suffisent à un certain nombre de végétariens de tout climat. — Pour eux les livres de cuisine sont inutiles. Leur cuisinier est le soleil.

Malheureusement, raisins et bananes sont d'un prix relativement élevé dans nos pays. De plus, nos estomacs détraqués par la funeste habitude de prendre des épices et des boissons fortes, ne peuvent pas toujours supporter le régime idéal ou *fruitarien*, sans une période de transition d'une durée plus ou moins longue. C'est donc aux végétariens débutants que cette brochure s'adresse.

Le végétarien (1) exclut de son alimentation toute chair animale. Il se nourrit de fruits, de légumes, de salades, de céréales avec ou sans laitage et œufs.

CALENDRIER VÉGÉTARIEN

Les tableaux qui suivent mettent en évidence la

(1) Végétarien (de *vegetus*, fort) est le nom donné au régime qui fortifie le corps et l'âme. On confond souvent végétaRien avec végétaLien (de végétal). Le végétalien s'abstient non seulement de viande mais encore de laitage et d'œufs.

grande richesse du végétarisme aux différentes époques de l'année. (D'après la méthode de M. Jean De Gouy.)

Abréviations : *TA* — toute l'année.
S — produit de saison.
M — le produit est le meilleur ou le plus abondant.
m — le produit est de qualité médiocre.
P — primeur.
R — rare.
C — conserve.

(Il n'est pas fait mention des fruits ou légumes conservés en boîtes ou en bocaux. Ils sont le plus souvent lessivés et par conséquent sans grande valeur nutritive.)

Légumes.

		Janvier.	Février.	Mars.	Avril.	Mai.	Juin.	Juillet.	Août.	Septembre.	Octobre.	Novembre.	Décembre.
Asperges	—	P	P	P	S	M	S	m	—	—	—	—	—
Asperges (pointes) . . .	—	S	S	m	R	S	S	—	—	—	P	P	S
Arroche ou Bonne-Dame.	—	—	—	—	—	S	S	S	S	—	—	—	—
Artichaut	TA	P	P	P	P	S	S	R	S	M	S	m	P
Aubergine	—	—	—	—	—	—	—	P	S	M	R	R	—
Betterave	—	C	m	R	R	—	—	P	P	P	S	S	C
Brocoli	—	S	S	S	S	S	—	—	—	—	S	S	S
Cardon	—	C	C	R	—	—	—	P	P	P	S	S	C
Carottes.	TA	C	C	P	P	R	S	S	S	S	S	C	C
Céleri	TA	C	C	C	R	R	P	S	S	M	M	S	C
Cèpes	—	—	—	—	—	—	—	—	S	S	S	—	—
Cerfeuil.	TA	R	R	P	P	M	M	S	S	m	m	R	R

		Janvier.	Février.	Mars.	Avril.	Mai.	Juin.	Juillet.	Août.	Septembre.	Octobre.	Novembre.	Décembre.
Champignons de couche .	TA	—	—	—	—	—	—	—	—	—	—	—	—
Champignons sauvages .	—	—	—	—	—	S	S	S	S	S	S	—	—
Chanterelle comestible. .	—	—	—	R	R	R	S	M	M	S	S	S	—
Chou-fleur.	TA	R	R	R	P	S	M	m	m	M	S	S	R
Chou vert	—	m	R	R	R	Pm	Pm	P	S	S	S	M	M
Chou rouge	—	M	S	S	R	—	—	—	P	P	S	M	M
Chou blanc	—	M	S	S	R	—	—	—	P	P	S	M	M
Chou de Bruxelles . . .	—	M	S	S	R	—	—	—	—	P	S	S	M
Citrouilles	—	S	S	S	—	—	—	—	P	P	S	S	S
Concombres	—	—	—	—	P	S	S	M	S	S	S	—	—
Cornichons	—	—	—	—	—	—	—	P	S	M	S	—	—
Crambé ou chou marin .	—	—	—	S	S	—	—	—	—	—	—	—	—
Cresson.	TA	R	R	P	P	M	S	S	S	S	m	R	R
Crosnes.	—	S	S	R	—	—	—	—	—	—	P	S	S
Endive (Witloof). . . .	—	M	S	S	m	—	—	—	—	—	P	S	M
Endive frisée.	—	R	m	m	m	—	—	P	M	M	S	S	R
Endive scarolle	—	R	R	R	—	—	—	P	S	M	M	S	R
Épinards	—	R	R	P	P	M	M	S	S	S	S	R	R
Fèves de marais	—	—	—	—	—	P	P	S	S	m	—	—	—
Fougères (sommités de)	—	—	—	—	S	S	—	—	—	—	—	—	—
Haricots verts et flageolets.	—	P	P	P	P	P	P	S	M	M	m	R	—
Haricots princesse . . .	—	—	—	—	—	—	—	P	S	M	m	—	—
Haricots blancs et rouges .	—	—	—	—	—	—	P	P	S	M	m	R	C
Ignames	—	S	—	—	—	—	—	—	—	S	S	S	—
Jets de houblon	—	—	P	S	m	R	—	—	—	—	—	—	—
Laitue	—	P	P	P	P	S	S	M	M	M	m	—	—

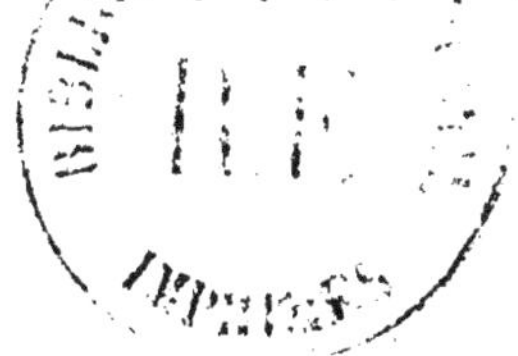

		Janvier.	Février.	Mars.	Avril.	Mai.	Juin.	Juillet.	Août.	Septembre.	Octobre.	Novembre.	Décembre.
Lentilles fraîches . . .	—	—	—	—	—	—	—	S	S	—	—	—	—
Morilles.	—	—	—	—	R	S	S	S	—	—	—	—	—
Navets	—	C	R	—	P	P	P	S	S	M	M	M	C
Orties	—	P	S	S	S	—	—	—	—	—	—	—	—
Oignons.	TA	C	C	R	P	P	S	M	M	S	C	C	C
Oseille	—	R	R	P	P	M	S	S	S	m	m	R	—
Oxalis	—	—	—	—	—	—	S	S	—	—	—	—	—
Panais	—	C	C	C	—	—	P	P	S	S	S	C	C
Patates	—	—	—	—	—	—	S	S	S	S	S	S	S
Persil	TA	R	R	R	R	P	S	S	S	S	S	R	R
Piment doux	—	—	—	—	—	—	—	S	S	S	—	—	—
Pois	—	—	—	P	P	S	M	M	m	R	—	—	—
Pois mange-tout. . . .	—	—	—	—	—	P	S	M	S	R	—	—	—
Poireaux	TA	C	C	C	R	P	S	S	S	S	M	S	C
Pourpier	—	—	—	—	P	P	S	M	S	m	—	—	—
Pommes de terre. . . .	TA	C	C	P	P	P	P	S	S	S	S	C	C
Potirons, courges . . .	—	—	—	—	—	—	—	P	S	S	S	m	—
Raiponce	—	S	S	S	—	—	—	—	—	—	S	S	S
Radis	—	—	P	P	S	M	S	m	—	—	—	—	—
Raves	—	—	—	—	—	—	—	—	P	S	S	S	C
Ronces (sommités) . . .	—	—	—	—	S	S	—	—	—	—	—	—	—
Rhubarbe	—	—	—	S	S	S	S	S	S	—	—	—	—
Salsifis	—	M	S	m	—	—	—	—	—	—	P	S	M
Soja frais	—	—	—	—	—	—	—	—	S	S	—	—	—
Tétragone	—	—	—	—	—	—	—	S	S	S	S	—	—
Tomates	—	—	—	P	P	P	P	S	M	M	S	R	—

		Janvier.	Février.	Mars.	Avril.	Mai.	Juin.	Juillet.	Août.	Septembre.	Octobre.	Novembre.	Décembre.
Topinambours	—	—	—	—	—	—	—	—	—	P	S	S	C
Truffes	—	M	S	m	—	—	—	—	—	—	—	P	S
Salades : Laitue	—	P	P	P	P	P	S	M	M	m	R	—	—
Romaine . . .	—	—	—	P	P	P	S	M	M	S	m	—	—
Mâche	—	M	S	m	R	—	—	—	—	P	P	S	M
Barbe de capucin	—	S	S	R	R	—	—	—	—	—	P	S	S
Pissenlit . . .	—	S	S	R	—	—	—	—	—	—	S	S	S

Fruits.

Abricots	—	—	—	—	—	P	P	S	M	R	—	—	—
Airelles	—	—	—	—	—	—	—	S	S	S	—	—	—
Alizes	—	—	—	—	—	—	—	—	—	—	—	S	—
Amandes fraîches . . .	—	—	—	—	—	P	S	S	M	S	—	—	—
Ananas	TA	C	C	C	C	P	M	M	M	S	S	S	S
Arachides	TA	—	—	—	—	—	—	—	—	—	—	—	—
Brugnons	—	—	—	—	—	—	—	P	P	S	R	—	—
Bananes.	—	—	—	S	S	S	S	—	—	—	—	—	—
Cassis	—	—	—	—	—	—	S	S	S	—	—	—	—
Cerises	—	—	—	—	—	P	M	S	R	R	—	—	—
Cerneaux	—	—	—	—	—	—	—	S	S	—	—	—	—
Citrons	TA	S	S	—	—	—	—	—	—	—	S	S	S
Caroubes d'Algérie . . .	—	—	—	—	—	—	—	—	—	—	—	S	S
Coings	—	—	—	—	—	—	—	—	—	—	S	S	—
Cormes	—	—	—	—	—	—	—	—	—	S	S	S	—
Cornouilles	—	—	—	—	—	—	—	—	—	S	S	—	—
Dattes fraîches	—	S	S	S	S	—	—	—	—	—	—	S	S

		Janvier.	Février.	Mars.	Avril.	Mai.	Juin.	Juillet.	Août.	Septembre.	Octobre.	Novembre.	Décembre.
Épines-vinettes	—	—	—	—	—	—	—	—	—	—	—	—	S
Figues fraîches	—	—	—	—	—	P	P	S	M	S	R	—	—
Fraises	—	—	P	P	P	P	M	M	R	—	—	—	—
Framboises	—	—	—	—	—	P	S	S	R	R	—	—	—
Groseilles rouges et blanches	—	—	—	—	—	—	P	S	S	R	—	—	—
Groseilles à maquereau .	—	—	—	—	—	—	P	S	S	R	—	—	—
Jujubes.	—	—	—	—	—	—	—	—	—	—	S	—	—
Kakis du Japon. . . .	—	S	S	—	—	—	—	—	—	—	—	S	S
Mandarines	—	M	M	S	m	R	—	—	—	—	—	P	S
Marrons	—	C	C	C	R	R	—	—	—	—	P	S	C
Melons	—	—	—	—	—	—	P	S	M	S	m	—	—
Mirabelles	—	—	—	—	—	—	—	S	S	S	—	—	—
Mûres	—	—	—	—	—	—	—	—	S	S	—	—	—
Myrtilles	—	—	—	—	—	—	S	S	R	—	—	—	—
Nèfles	—	—	—	—	—	—	—	—	—	—	S	S	—
Noix et noisettes . . .	—	C	C	C	R	—	—	—	P	M	S	C	C
Noix du Brésil	TA	—	—	—	—	—	—	—	—	—	—	—	—
Noix de coco.	TA	—	—	—	—	—	—	—	—	—	—	—	—
Olives	—	—	—	—	—	—	—	—	—	—	S	—	—
Oranges.	—	M	M	S	m	R	—	—	—	—	—	P	S
Poires	—	C	R	R	—	—	—	P	P	S	S	C	C
Pommes	—	C	R	R	—	—	—	—	P	S	S	C	C
Prunes	—	—	—	—	—	—	—	—	P	M	S	R	—
Reine-Claude	—	—	—	—	—	—	—	P	P	S	R	—	—
Raisins	TA	C	P	P	P	P	P	P	S	M	M	C	C

Cette liste peut être complétée par celle des fruits séchés qu'on a toute l'année : Abricots évaporés, amandes, ananas, figues, noisettes, noix, pistoles, poires tapées, pommes séchées, pruneaux, raisins secs.

MENUS

Modicus cibi, medicus sibi, dit le proverbe : « La sobriété est la garantie d'une bonne santé. » Le régime naturel n'admet pas la surabondance des mets auxquels les ressources du végétarisme pourraient trop facilement entraîner les gourmets.

Pour venir en aide aux débutants, j'ai composé deux séries de menus.

Une première série donne un menu par mois. Trop compliqués pour servir à la cuisine simple que doit rechercher le végétarien, ils peuvent servir à ceux qui ne peuvent pas encore se passer d'une certaine variété de mets.

La deuxième série comprend sept menus par mois. J'ai eu soin de ne choisir que des plats tout à fait de saison.

Première série.

JANVIER

Entrée.

Bouchées aux champignons et aux truffes.

Potage.

Purée de pois aux croûtons.

Premier plat.

Chou blanc, farci aux marrons.

Deuxième plat.

Salsifis frits.

Entremets.

Riz Condé.

Dessert.

Figues étuvées.

Fruits.

Mendiants (raisins secs, amandes, dattes, figues).

FÉVRIER

Entrée.

Coquilles de macaroni.

Potage.

Soupe aux pointes d'asperges ou soupe à l'oignon.

Premier plat.

Céleris-raves aux champignons
ou choux de Bruxelles à la purée de marrons.

Deuxième plat.

Spaghetti à l'italienne ou salsifis sauce blanche.

Entremets.

Beignets d'oranges.

Dessert.

Crème au chocolat et gauffrettes.

Fruits.

Mandarines.

MARS

Entrée.

Artichauts froids à l'huile.

Potage.

Polenta ou purée de haricots blancs.

Premier plat.

Jets de houblon, sauce blanche; œufs pochés.

Deuxième plat.

Boulettes à l'avoine; salade romaine.

Entremets.

Crêpes aux fruits.

Dessert.

Compote de mirabelles, biscuits secs.

Fruits.

Bananes, raisins secs.

Avril

Entrée.

Chester sur toast (tranche de pain grillée).

Potage.

Soupe au cresson.

Premier plat.

Lentilles roses d'Égypte et carottes.

Deuxième plat.

Chou-fleur au gratin.

Entremets.

Omelette soufflée.

Dessert.

Crème tutti frutti ou compote de rhubarbe.

Fruits.

Dattes fraîches.

Mai

Entrée.

Radis, beurre.

Potage.

Purée d'oseille.

Premier plat.

Asperges en branches ou omelette aux fines herbes.

Deuxième plat.

Pommes de terre nouvelles au persil;
jeunes carottes, sauce crème.

Entremets.

Flan.

Dessert.

Crêpes au sarrasin, confiture ou sirop.

Fruits.

Tranches d'ananas.

JUIN

Entrée.

Champignons sauvages sur croûtons.

Potage.

Potage Saint-Germain ou soupe au lait battu.

Premier plat.

Jeune laitue en salade avec pommes de terre soufflées.

Deuxième plat.

Haricots mange-tout.

Entremets.

Gâteau d'orge perlée, sauce aux framboises.

Dessert.

Tartelette aux fraises ou crème glacée.

Fruits.

Cerises, Myrtilles, Framboises.

JUILLET

Entrée.

Salade de concombres.

Potage.

Soupe au cerfeuil.

Premier plat.

Céleri en branches ou chanterelles.

Deuxième plat.

Fèves de marais crème, ou Piment doux farci, ou oignons doux farcis.

Entremets.

Crêpes paysanne.

Dessert

Tarte aux myrtilles.

Fruits.

Groseilles rouges, figues fraîches, mirabelles

AOUT

Entrée.

Melon.

Potage.

Soupe aux tomates.

Premier plat.

Fèves coupées.

Deuxième plat.

Aubergines farcies ou panais et carottes.

Entremets.

Soufflé de maïzena.

Dessert.

Beignets d'ananas.

Fruits.

Raisins frais, amandes fraiches, groseilles à maquereau, mûres.

SEPTEMBRE

Entrée.

Cœurs d'artichauts au beurre.

Potage.

Soupe au potiron.

Premier plat.

Haricots princesse.

Deuxième plat.

Tomates farcies ou pâté de concombres.

Entremets.

Timbale au macaroni.

Dessert.

Gâteau de pain aux fruits, crème fouettée.

Fruits.

Abricots, prunes, brugnons.

OCTOBRE

Entrée.

Olives.

Potage.

Soupe aux navets ou crème de céleris.

Premier plat.

Cardons à la farce ou topinambours au beurre.

Deuxième plat.

Poireaux braisés, sauce crème.

Entremets.

Pouding au gruau d'avoine.

Dessert.

Tartelettes aux pommes.

Fruits.

Poires, reines-claudes.

NOVEMBRE

Entrée.

Marrons chauds, beurre ou bouchées aux chanterelles.

Potage.

Croûte au pot.

Premier plat.

Salade à l'Italienne ou crosnes frits.

Deuxième plat.

Chou blanc farci.

Entremets.

Mousse au chocolat.

Dessert.

Miel et noisettes.

Fruits.

Pèches, kakis.

DÉCEMBRE

Entrée.

Sandwish aux amandes moulues ou arachides grillées.

Potage.

Soupe aux choux verts ou soupe aux pommes de terre.

Premier plat.

Croquettes de lentilles vertes ou orge grillée au beurre.

Deuxième plat.

Endives *Witloof* (chicorées) sauce blanche
ou soufflé de pommes de terre.

Entremets.

Tarte au fromage ou pain perdu.

Dessert.

Pommes meringuées.

Fruits.

Oranges, pommes.

Deuxième série.

Menus simples. Sept menus par mois, soit quatre-vingt-quatre menus, avec deux cent cinquante-deux mets différents. On peut amplifier ces menus en y ajoutant soit un potage (1), soit une entrée ou un entremets.

JANVIER

1. Purée de pois aux croûtons.
Salsifis au beurre.
Mendiants.

(1) Les fruits et légumes renferment assez de substance aqueuse pour que la soupe puisse être rejetée au deuxième rang dans l'ordre d'importance des mets.

2. Crosnes du Japon, sauce blanche.
Croquettes de lentilles.
Pouding à la semoule et compote de pistoles.

3. Barbe de capucin en salade
et pommes de terre sautées.
Chou rouge à la bourgeoise.
Riz Condé.

4. Macaroni au fromage.
Endives étuvées.
Dattes.

5. Soupe à la citrouille ou soupe au lait battu.
Croquettes de lentilles roses d'Égypte et salade d'endives.
Figues.

6. Hochepot.
Salade de pissenlit et purée de lentilles.
Nouilles aux pruneaux.

7. Purée de carottes.
Chou blanc farci.
Pouding à la céravène.

FÉVRIER

1. Soupe à l'oignon.
Salsifis aux champignons.
Mandarines.

2. Choux de Bruxelles aux marrons.
Champignons, sauce blanche.
Dattes fraîches.

3. Soupe verte.
Croquettes de riz, sauce aux échalottes.
Crème au chocolat.

4. Croûte au pot.
Boulettes de gruau d'avoine sautées et salade de cresson.
Figues étuvées.

5. Céleris-raves aux champignons.
Œufs brouillés.
Raisins secs.

6. Orties aux croûtons.
Boulettes de riz en friture et salade de mâche.
Compote de pommes.

7. Potage aux pointes d'asperges.
Spaghetti à l'italienne.
Beignets d'oranges.

MARS

1. Polenta.
Jets de houblon, sauce blanche.
Confitures de mirabelles et pain grillé.

2. Pâté de carottes.
Salade romaine.
Crème à la vanille et biscuits à l'avoine.

3. Soupe au cerfeuil.
Orties et croûtons avec œufs durs.
Compote d'abricots séchés.

4. Soupe aux haricots blancs.
Salade de laitue.
Gâteau de figues.

5. Chou rouge farci.
Soufflé de pommes de terre.
Pruneaux.

6. Boulettes à l'avoine en friture.
Jets de houblon en salade.
Crêpes aux fruits.

7. Lentilles aux oignons.
Artichauts à l'huile.
Bananes au four et à la crème.

AVRIL

1. Soupe au cresson.
Chou-fleur au gratin.
Omelette soufflée et compote de rhubarbe.

2. Pommes de terre aux oignons, à l'étuvée.
Gâteau de hominy (maïs).
Compote d'abricots séchés.

3. Timbale de macaroni.
Endives, sauce blanche.
Crème caramel.

4. Froment grillé au lait ou soupe au blé vert.
Verdure de rhubarbe aux croûtons.
Bananes.

5. Chester sur toast (tranche de pain grillée).
Chou rouge aux marrons.
Crème tutti frutti.

6. Purée de lentilles.
Chou-fleur, sauce blanche.
Fromage Gervais.

7. Lentilles roses d'Égypte.
Asperges coupées à la sauce blanche.
Crème à la vanille et brioche.

MAI

1. Asperges en branches.
Tranches d'orge rôties.
Poires tapées.

2. Soupe printanière.
Feuilles de rhubarbe au beurre et
pommes de terre sautées.
Airelles en conserve.

3. Bouchées aux morilles.
Maïs au lait.
Tranches d'ananas.

4. Artichauts à la sauce blanche.
Omelette aux fines herbes.
Marrons glacés.

5. Jeunes carottes, sauce crème.
Pommes de terre nouvelles au persil.
Crêpes au sarrasin.

6. Radis, beurre.
Sommités de fougères avec œufs mollets.
Gâteau à la semoule avec sauce aux fruits.

7. Purée d'oseille, croûtons.
Salade de jeune laitue et pommes de terre au four.
Flan.

JUIN

1. Potage Saint-Germain.
Champignons sauvages et cœurs d'artichauts.
Gâteau d'orge perlée avec sauce aux framboises.

2. Poireaux en purée.
Pommes de terre nouvelles au beurre.
Tartelette aux fruits.

3. Petits pois à la française.
Jeune laitue et pommes de terre frites.
Cerises.

4. Arroche aux croûtons.
Haricots mange-tout.
Myrtilles.

5. Soupe aux choux-fleurs.
Romaine farcie.
Fraises à la cassonade.

6. Jeunes carottes et pois au beurre.
Galettes de seigle.
Framboises.

7. Épinards à l'oseille.
Branches de choux-fleur sautées au beurre noir.
Biscuits de pain complet
avec crème glacée aux framboises.

JUILLET

1. Céleris en branches.
Œufs sur le plat.
Fraises des bois à la crème.

2. Fèves de marais.
Chanterelles sauce crème.
Compote de groseilles à maquereau.

3. Haricots verts.
Salade romaine, pommes de terre dorées à la poêle.
Figues fraîches.

4. Prédomes ou mange-tout au beurre.
Concombres étuvés, sauce tomates.
Groseilles rouges.

5. Piment doux farci.
Salade de concombres.
Mirabelles.

6. Laitue étuvée.
Lentilles fraîches.
Gâteau de farine de sagou au jus frais de groseilles.

7. Oignons doux d'Espagne farcis.
Patates au four et beurre.
Tarte aux myrtilles ou compote d'airelles.

AOUT

1. Soupe au potiron.
Riz en pouding, garni de tomates sautées.
Abricots.

2. Panais et carottes.
Pommes de terre casaque.
Raisins frais.

3. Melon.
Sojà frais à la sauce blanche ou œufs à la Béchamel.
Amandes fraîches.

4. Tomates farcies.
Œufs pochés sur croûtons.
Mûres.

5. Flageolets.
Salade de tomates.
Compote de mirabelles.

6. Cèpes.
Fèves coupées.
Groseilles à maquereau.

7. Soupe au pourpier.
Macaroni au gratin.
Beignets d'ananas.

SEPTEMBRE

1. Salade de princesses.
Aubergines farcies.
Noisettes fraîches.

2. Purée de haricots rouges, croûtons.
Salade scarole.
Gâteau de pain aux fruits.

3. Œufs brouillés aux tomates.
Chou-fleur froid en salade.
Prunes.

4. Soupe aux tomates.
Princesses et pommes de terre.
Brugnons.

5. Cœurs d'artichauts au beurre.
Timbale aux nouilles.
Gelée de groseilles.

6. Navets au beurre.
Aubergines sautées.
Reines-Claudes.

7. Pâté de concombres.
Cœurs d'artichauts.
Compote de groseilles rouges.

OCTOBRE

1. Soupe aux navets.
Cardons à la farce.
Pommes.

2. Poireaux braisés, sauce à la crème.
Haricots de Soisson avec salade scarole.
Tartelettes aux pommes.

3. Potage crème de céleris.
Topinambours au beurre.
Compote de coings et pain complet grillé.

4. Olives vertes.
Cœurs d'artichauts sur croûtons.
Pouding au gruau d'avoine, sauce aux fruits.

5. Pâté de poireaux.
Salade de betteraves.
Tarte au riz.

6. Timbale aux carottes et haricots verts.
Cardons au beurre.
Beignets aux dattes.

7. Soupe à la farine complète.
Navets et carottes aux pommes de terre à l'étouffée.
Fruits secs étuvés.

Novembre

1. Soupe au chou rouge.
Flageolets.
Compote de pommes.

2. Pâté de salsifis ou pâté de chou rouge.
Salade de mâche aux pommes de terre, casaque.
Miel et noisettes.

3. Soupe à l'oignon.
Pruneaux et marrons.
Poires.

4. Topinambours, sauce blanche.
Tranches de semoule rôties au beurre bruni.
Compote de prunes.

5. Croûte au pot.
Salade italienne.
Fromage à la crème ou kakis du Japon.

6. Chou blanc farci.
Crosnes frits.
Pêches.

7. Bouchées aux chanterelles.
Chou vert à l'ail.
Dattes fraîches.

DÉCEMBRE

1. Salade de pommes de terre.
Chou rouge en salade, avec haricots blancs froids.
Beignets aux pommes.

2. Endives *witloof* (chicorée) braisées et sauce blanche
Croquettes de lentilles vertes.
Tourte aux pommes.

3. Soupe au lait.
Œufs à la coque.
Pain perdu.

4. Orge au beurre.
Pâté de racines de persil.
Marmelade d'oranges.

5. Soupe aux pommes de terre.
Friture de salsifis.
Confitures.

6. Choux navets.
Soufflé de pommes de terre
Poires cuites.

7. Choux de Bruxelles au beurre.
Tarte au fromage.
Pommes meringuées.

PRÉPARATION DES ALIMENTS

Le premier soin du végétarien est de prendre les aliments les plus simples et qui se rapprochent le plus de l'état naturel. Il doit se méfier des préparations toutes faites, pleines de produits chimiques. On ne se doute pas du nombre de substances nuisibles ou au moins inutiles ajoutées frauduleusement aux aliments.

Poisons.

Confitures. — Voulez-vous acheter de la confiture de fruits? Huit fois sur dix on vous offrira des gelées très jolies à l'œil nu qui n'ont jamais été en contact avec des fruits. C'est un mélange de glucose, acide tartrique, eau et gélosine, le tout colorié à l'aniline et parfumé avec une essence chimique. Le butyrate d'éthyle donne un goût d'ananas, le sébate d'éthyle remplace le parfum du melon, le formiate d'éthyle sert à donner la saveur de la pêche... Et lorsqu'on observe chez les enfants de l'intolérance pour les confitures, on l'attribue tantôt au sucre, tantôt aux acides des fruits alors qu'elle est due uniquement aux drogues des falsificateurs.

Le sucre est un aliment des plus précieux dont la valeur a été mise en évidence depuis les expériences de Chauveau. Le sucre du commerce est rarement pur.

M. Wauters présenta le 6 novembre 1899 à la Société royale des sciences médicales de Bruxelles un échantillon de sucre cristallisé contenant 5 p. c. de tapioca et de la cassonade contenant 1 1/2 à 2 p. c. de fécule.

Le *vinaigre* n'entre pas dans l'alimentation du végétarien parce que le jus de citron le remplace avantageusement. Rappelons cependant que le vinaigre peut renfermer de l'acide sulfurique libre (essence de vitriol) et de l'acétate de plomb (1).

(1) *Journal médical* de Bruxelles, 16 novembre 1899.

La limonade. — « Que doit contenir une honnête limonade ? Du sucre, du jus de citron et de l'acide carbonique.

Il n'en est malheureusement presque jamais ainsi. Passe encore pour le glucose, l'acide citrique ou tartrique, mais il y a bien d'autres produits hétéroclites qu'y introduisent les honnêtes fabricants.

C'est ainsi qu'à Bordeaux M. Blarez, à Lyon M. Frehse ont constaté (vingt-sept fois sur trente et un fabricants à Lyon), que ceux-ci mettaient, au lieu de sucre, du saccharose, de la saccharine ou tout au moins du glucose additionné de saccharine. D'où un arrière-goût amer et une teinte opalescente du produit.

Mais il y a plus. Pour avoir une belle mousse, les mêmes industriels ajoutent de la saponine... Étonnez-vous donc après cela du nombre réellement excessif de gastro-entérites aiguës qu'on a pu observer dans ces derniers temps » (1).

Notre pain quotidien, aliment du riche et du pauvre, que devient-il ? Nos pères se nourrissaient de pain de froment complet, aujourd'hui presque introuvable. On vend de nos jours du pain de farine blutée, du pain blanc sans saveur et sans force, composé d'amidon seulement. Le pauvre consommateur, qui croit à la vertu nutritive de ce pain, peut s'estimer heureux s'il n'avale pas avec l'amidon des substances chimiques destinées à blanchir la mie ou des poudres minérales frauduleusement introduites dans la farine. Lorsque nous exigeons du pain complet, les boulangers nous fournissent un mélange de farine blanche et de son. Bien plus, on a confisqué dernièrement au Havre plusieurs tonnes de sciure de bois destinées au pain « complet ». Ce qui a pu faire dire au Dr Pagliani, de Turin, que « la fraude la plus éhontée sophistique, et souvent même empoisonne le pain ».

Voici la nourriture à laquelle sont condamnées toutes les classes de nos pays :

Viandes chargées de toxines ;

(1) *Écho médical* de Lyon, 15 octobre 1899.

Pain blanc, aliment insuffisant même s'il est pur; pain dit complet, généralement frelaté;

Sucre sophistiqué;

Confitures toxiques.

Les autorités ne protègent pas suffisamment le public contre les empoisonneurs. Il est temps qu'un mouvement de protestation s'élève. Refusons d'acheter des marchandises dont nous ne pouvons vérifier la confection. Achetons le grain nous-mêmes pour en faire la farine et le pain complet. Achetons les légumes frais, les fruits frais, pour les préparer chez nous.

RECETTES

Le Pain.

Le premier des aliments, lorsqu'il est fait de farine de froment naturelle.

Les procédés industriels lui enlèvent toute valeur nutritive.

Les meuneries modernes ont les inconvénients suivants :

1° En blutant la farine elles lui prennent :

A. Le son utile à la digestion, produisant une sorte de râclage de l'intestin dont il favorise le fonctionnement régulier;

B. Le germe, riche en albumine et en huiles aromatiques;

C. Les sels alimentaires qui se trouvent en abondance à la surface de l'amande du grain;

2° La rotation trop rapide des cylindres, en chauffant le grain, détruit le ferment, la céréalose, diastase utile à la panification.

Le pain complet, pour réussir, exige une mouture lente et fine. Il est bon de passer la farine plusieurs fois au moulin pour que le son soit finement divisé.

Il existe dans le commerce des moulins à bras qui peuvent convenir aux ménages.

Pain sans levure.

On délaie la farine dans de l'eau tiède de façon à en faire une pâte tendre, que l'on pétrit longuement avec soin jusqu'à ce qu'elle se détache des parois du récipient. On la couvre et on la laisse lever dans un endroit chaud. La céréaline qui se trouve dans la farine non blutée suffit à faire lever, sans addition de levain ou de levure. On renverse ensuite la pâte sur une planche saupoudrée de farine. On l'étend, on lui donne la forme d'un pain de 3 à 4 centimètres d'épaisseur que l'on place sur une plaque de tôle, préalablement enduite de beurre fondu ou d'huile d'olive. On introduit cette tôle dans un four bien chauffé et hermétiquement fermé. Pour éviter que la croûte du dessus ne se soulève, il faut y pratiquer quelques trous avec un tuyau de plume avant d'enfourner. Le pain doit cuire en deux heures.

Pour le pain à la levure ou au levain je renvoie le lecteur aux recueils spéciaux.

Les accessoires de la cuisine végétarienne.

Condiments.

Les *épices* doivent figurer le moins possible dans la cuisine rationnelle; comme *condiments* il existe une série de préparations végétariennes (1) :

1° La sauce japonaise de soja, qui est excellente lorsqu'elle est authentique. Elle est composée d'un extrait de la fève de soja, additionné du jus de champignons comestibles ;

2° Le Bios, extrait pâteux ou sauce, d'origine végétale, provenant du *saccharomices cereviciæ* (2) ;

3° Les sels nutritifs extraits de plantes, du Dr Lahmann ;

4° Le bouillon de légumes. L'eau dans laquelle on a fait bouillir des choux ou des légumes est chargée de sels alimentaires de grande valeur. On ne doit donc jamais la jeter. Brunie par l'addition d'un oignon noirci, elle fournit un excellent condiment.

Farce végétarienne.

Mélangez parties égales de fromage de Gruyère râpé

(1) Les secrétaires des sociétés végétariennes de France ou de Belgique (dont l'adresse se trouve à la fin du volume) se feront un plaisir de donner aux intéressés tous les renseignements relatifs aux produits végétariens industriels mentionnés ici.

(2) L'industrie fournit une quantité de produits similaires, d'origine purement végétale. Citons la « Force », le « Vejos », le « Fromm's Extract ».

et de chapelure. Ajoutez quelques fines herbes hachées. Couvrez de chapelure et d'une noix de beurre.

Autre manière. Prenez 3 gousses d'ail, 1 oignon, du persil, coupez menu, faites cuire doucement dans du beurre, ajoutez quelques gouttes d'eau pour éviter que le mélange ne se dessèche. D'autre part, préparez du pain imbibé de lait, ajoutez 2 œufs entiers, malaxez. Mêlez les deux préparations, salez et remuez à fond. (Pour farcir 14 tomates.)

La Friture.

Une bonne friture est indispensable dans un ménage végétarien. L'huile d'olives est la meilleure. Les Allemands emploient beaucoup une friture appelée Palmin, une autre appelée Lauréol, tirées de la noix de coco. Un produit analogue usité en Angleterre s'appelle Albene (1).

Pâte à frire.

Délayez 4 cuillers de farine avec un jaune d'œuf, un peu d'eau tiède. Ajoutez 1 cuiller de beurre fondu ou mieux 1/2 cuiller d'huile d'olive, qui a pour propriété de rendre la pâte plus croustillante que le beurre. Mélangez légèrement 2 blancs d'œufs fouettés.

Sauce blanche (*ou Béchamel*).

Mettez dans une casserole gros comme un œuf de

(1) Le Palmin, le Lauréol et l'Albene sont les plus connus de ces « beurres végétaux ». Il en existe d'autres : le « Nut Butter », le « Vejsu », la « Nucoline », etc.

beurre, une cuiller de farine, une pincée de sel. Lorsque le beurre est fondu et bien mélangé, on y verse peu à peu en tournant toujours un verre de lait bien bouillant. On fait cuire un quart d'heure en continuant de tourner.

Soupes.

Les fruits et les légumes renferment assez de matière aqueuse pour qu'il ne soit pas nécessaire au végétarien d'absorber beaucoup de liquide. La soupe légère et fadasse, le consommé ne lui conviennent pas. Il donnera la préférence à la soupe épaisse. Les purées, le potage Saint-Germain, la soupe aux choux seront pour lui des plats de résistance.

Purée de pois secs.

Lavez soigneusement, puis faites tremper, le soir, les pois secs à l'eau de pluie. Le matin, faites cuire jusqu'à ce qu'ils deviennent tendres. Ajoutez la quantité voulue d'eau chaude et un peu de sel. Passez et ajoutez du beurre roussi.

Même préparation pour *les pois jaunes*, *les haricots blancs ou rouges*, *les lentilles vertes*, *les lentilles d'Egypte*.

Soupe aux lentilles.

Faites bouillir une pinte de lentilles pendant une heure, ajoutez-y 1 carotte râpée, 2 oignons, 2 navets, une demi-livre de pommes de terre, un peu d'herbes aromatiques, du poivre et du sel.

Faites bouillir tous ces ingrédients jusqu'à ce qu'ils soient tendres, puis ajoutez deux cuillerées à potage d'huile ou un peu de beurre; remuez bien et servez.

Meme préparation aux *pois*, aux *fèves*, etc.

Soupe au cerfeuil.

Faites roussir un oignon. Ajoutez-y quelques pommes de terre, de l'eau, remuez, passez, ajoutez le cerfeuil haché fin et chauffez encore pendant un quart d'heure.

Même préparation au *cresson*, aux *herbes printanières*, aux *orties*, aux *épinards jeunes*, à l'*oseille*, aux *choux*, etc., etc.

Hochepot.

Faites roussir un oignon. Ajoutez céleri, chou vert coupé en morceaux, carottes, oignons, poireaux, navets, pommes de terre, thym et laurier. Faites bouillir trois heures à l'eau.

Soupe à l'oignon.

Émincez finement deux ou trois oignons moyens, faites-les brunir à feu doux avec une cuiller de beurre, ajoutez une pincée de farine et mouillez d'un litre de bouillon de légumes. Cuisez vingt minutes.

Taillez une croûte de pain, mettez les morceaux dans une soupière avec 100 grammes de gruyère râpé. Trempez la soupe et versez le reste cinq minutes après.

Croûte au pot.

Beurrez des croûtes de pain, faites-les colorer au four. Taillez les légumes crus en grosse julienne. Mettez-les avec les croûtons dans la soupière. Ajoutez du bouillon de légumes en quantité suffisante pour tremper la soupe. Couvrez et ajoutez cinq minutes après le bouillon de légumes nécessaire.

Soupe aux tomates.

Coupez quelques oignons en tranches. Faites-les roussir. Ajoutez un céleri, des carottes, des tomates coupées en tranches. Faites cuire pendant dix minutes. Ajoutez l'eau, passez, remettez au feu ; ajoutez alors des pâtes italiennes un quart d'heure avant de servir.

Soupe au potiron, à la citrouille, aux carottes, aux pommes de terre. — Même préparation.

Pommes de terre.

Les pommes de terre fournissent un aliment insuffisant lorsqu'elles sont lessivées à la manière ordinaire. L'eau bouillante enlève leur jus chargé des sels alimentaires les plus précieux. On doit donc avoir soin de ne servir que les pommes de terre intégrales.

On peut les associer à tous les autres légumes, à l'étuvée, en pâtés, en purée.

Les Pommes de terre frites.

doivent figurer souvent sur la table du végétarien, surtout en hiver. Les corps gras qui y adhèrent leur donnent une importance capitale.

Coupez les tubercules en petits quartiers, plongez-les dans la friture bouillante. On voit si la friture est à point pour recevoir les pommes de terre, en y laissant tomber une goutte d'eau. Si elle pétille on peut frire.

Les Pommes de terre casaque.

sont simplement chauffées dans les cendres ou dans le four. On les sert avec la pelure.

Les pommes de terre froides utilisées pour salades, etc. doivent avoir été chauffées dans leur pelure, puis pelées.

Croquettes de pommes de terre.

On écrase des pommes de terre préalablement cuites avec la pelure et épluchées (5 litres). On y ajoute 4 œufs, un peu de sel, 125 grammes de farine. On mélange. On fait de cette masse des rouleaux allongés de l'épaisseur d'un doigt, que l'on fait sauter au beurre ou frire à l'huile.

Légumes frais.

Toute la valeur des légumes réside dans leurs sels. Ils peuvent devenir de véritables agents thérapeutiques par leur richesse en fer, en chaux, en soude. Mais la routine veut que les légumes soient blanchis, c'est-à-dire lessivés, privés de leur jus et de leurs sels. Une ménagère serait fort étonnée si elle savait la quantité de matières éminemment nutritives qu'elle jette au ruisseau avec l'eau des épinards.

L'usage de blanchir les légumes est d'autant plus étrange qu'il leur enlève en même temps toute leur saveur.

La cuisine rationnelle possède un très grand nombre de recettes pour servir le légume intégral. Je ne puis malheureusement pas les reproduire toutes dans cet exposé sommaire.

Le végétarien peut accommoder les légumes selon les quatre méthodes principales :

1° Légumes braisés ;
2° Légumes passés ;
3° Légumes bouillis ;
4° Les pâtés de légumes.

PREMIÈRE MÉTHODE

Endives braisées.

Les endives sont mises par couches dans une casserole contenant quelques cuillerées de beurre tiède. (On peut arroser d'un peu de jus de citron selon les goûts.) Couvrez d'un papier beurré et cuisez à four doux ou à feu modéré. Laissez cuire deux heures. Servez ainsi ou bien versez dessus une sauce blanche (v. p. 47.).

Les chicorées Witloof, les choux blancs, verts et rouges, les céleris, les poireaux, les carottes, les navets, le pourpier, les romaines, les laitues se préparent de la même manière.

Salades farcies.

On remplit le cœur d'une laitue ou d'une romaine de farce (v. p. 46) puis on prépare comme ci-dessus.

Chou farci.

Prenez un chou blanc ou rouge. Lavez. Enlevez les

feuilles extérieures. Glissez entre les feuilles la farce décrite page 46. Placez dans une casserole contenant du beurre tiède. Couvrez et cuisez à feu modéré pendant rois heures.

DEUXIÈME MÉTHODE

Épinards passés.

Débarrassez les feuilles de leurs grosses côtes. Lavez-les à l'eau froide. Mettez-les dans une casserole sans eau. Couvrez. Laissez-les cuire dans leur jus. Ensuite passez au tamis. Un quart d'heure avant de servir, remettez au feu dans une casserole ouverte. Ajoutez du beurre et assaisonnez. Au dernier moment versez y un verre de lait frais ou de crème.

Les orties, *l'arroche*, *l'oseille* peuvent se préparer de la même manière.

TROISIÈME MÉTHODE

Les légumes bouillis peuvent être admis à la condition seulement que l'eau de la décoction soit utilisée intégralemeut pour faire la sauce.

Chou-fleur à la sauce blanche.

On fait bouillir un chou-fleur dans très peu d'eau ou à la vapeur. Quand le chou-fleur est tendre on le retire, on recueille l'eau.

Avec cette eau on fait une sauce blanche ou Béchamel (v. p. 47) qu'on verse sur le chou-fleur avant de servir.

Quand on fait du chou-fleur au gratin, l'eau qui restera sera utilisée dans le potage du même repas.

Les cardons, les céleris, les poireaux, les jets de houblon, les crosnes, les sommités de fougères, les asperges peuvent se préparer de la même manière, à la sauce blanche.

QUATRIÈME MÉTHODE

Les pâtés de légumes sont des mets fort nourrissants. Ils sont très savoureux parce que tout l'arôme du légume est retenu par les pommes de terre qui le recouvrent. Ils permettent à la ménagère d'utiliser les restants de légumes.

Pâté d'oseille (1).

On fait subir une courte cuisson aux feuilles d'oseille. D'autre part, on prépare une purée de pommes de terre finement passée. On en prend la moitié pour garnir le fond d'une forme beurrée. On met quelques morceaux de beurre sur cette couche. On étend l'oseille par-dessus. On la recouvre de quelques morceaux de beurre et l'on ajoute l'autre moitié de la purée de pommes de terre pour recouvrir le tout. Par-dessus on met encore du beurre par petits morceaux. On cuit le pâté dans un four bien chauffé jusqu'à ce qu'il ait pris une belle couleur brun clair.

Le Pâté de concombres

est un des plats les plus faciles à digérer de la cuisine végétarienne.

(1) D'après Carlotto Schulz.

On épluche, on coupe le concombre en morceaux de la longueur du doigt, on le fait étuver à fond dans du beurre fondu et l'on fait le pâté comme ci-dessus.

Ces recettes peuvent servir de types pour la préparation des *pâtés de carottes*, *de choux rouges*, *de choux blancs*, *de choux de Savoie*, *de choux de Bruxelles*, *de choux-fleurs*, *de choux verts*, *d'épinards*, *de navets*, *de salsifis*, *de betteraves*, *d'asperges*, *de petits pois*, *de haricots verts*, *de citrouilles*, *de tomates*, *de céleris-raves*, *de marrons*, *d'oignons*, *de cèpes*, *de morilles*, *de champignons*.

L'eau résultant de la cuisson des légumes servira de « bouillon de légumes » utilisé dans les potages ou dans les sauces.

Légumineuses.

Pois à la française.

Mettez dans une casserole 1 litre de pois frais, un cœur de laitue, du persil, des petits oignons blancs nouveaux. Couvrez aux trois quarts d'eau. Ajoutez un morceau de sucre, une noix de beurre. Couvrez, faites marcher rondement. Lorsqu'ils sont cuits, ajoutez en les sautant une forte cuiller de beurre maniée avec une pincée de farine.

Pour avoir les pois d'un beau vert, certains cuisiniers les mouillent d'eau de Vichy (1).

Les lentilles fraîches, *les fèves de marais* peuvent se préparer d'une façon semblable.

(1) Jean De Gouy.

Croquettes aux lentilles.

Faites cuire une tasse à thé de lentilles roses d'Égypte. Écrasez en purée. Ajoutez, lorsqu'elles sont refroidies, 3 œufs, 1 tasse à thé de pain râpé fin, 1 cuiller de persil haché fin et 2 cuillers d'oignons hachés. Mêlez bien, roulez en forme de croquettes, tournez dans de la chapelure et faites frire dans une friture bien chaude ou bien faites brunir dans un four ardent.

Servez ces croquettes seules ou avec du persil frit rangé autour ; on peut y ajouter n'importe quelles sauces ou légumes. On les mange aussi froides avec de la salade ou de la compote (1).

La même méthode sert à préparer *les croquettes aux pois, aux haricots blancs, aux haricots rouges.*

Fritures.

Salsifis frits.

Faites bouillir des salsifis. Trempez-les dans la pâte à frire (voir p. 47) et jetez dans la friture.

Beignets.

Les pommes coupées en tranches, les quartiers d'oranges, les abricots secs, trempés dans de la pâte à frire et passés à la friture, fournissent des entremets agréables et nourrissants.

(1) Carlotto Schulz.

La fleur d'acacia trempée dans la pâte et frite est très appréciée dans certains pays.

La pâte doit être plus liquide pour les beignets que pour les légumes.

Salades.

L'huile d'olives et le jus de citron, sans autres ingrédients, peuvent suffire pour arroser une salade crue.

Le vinaigre doit être proscrit et remplacé par le jus de citron.

On fait une bonne sauce pour salade en délayant de la moutarde dans de l'huile et du jus de citron.

La mayonnaise au citron est agréable au goût mais ne convient pas à tous les estomacs.

Farineux.

Riz au lait.

On trie du riz, on le lave à l'eau froide et on l'y frotte avec les mains. On le fait étuver sur un feu doux dans de l'eau chaude. Lorsqu'il commence à gonfler, on y ajoute du lait chaud coupé d'eau et sucré. On fait étuver encore le riz, pas assez pour qu'il soit en bouillie, mais seulement de manière à ce qu'il reste à l'état de grains afin que l'on puisse le mâcher.

Il est utile de faire griller le riz à sec avant d'en faire les diverses préparations. Il devient ainsi plus facile à digérer parce que l'amidon est transformé en dextrine.

Croquettes de riz.

Le riz traité comme plus haut, mais à l'eau seulement, est roulé en boulettes, fixé par du blanc d'œuf, puis sauté au beurre ou jeté dans la friture.

Tranches de riz au beurre.

On prépare du riz au lait assez ferme. Quand il est refroidi on le coupe en tranches qu'on fait sauter au beurre.

Les trois recettes qui précèdent peuvent s'appliquer à *l'orge*, *à la semoule*, *au tapioca*, *au sagou*.

Macaroni au fromage.

Faites bouillir le macaroni à l'eau salée. Lorsqu'il s'écrase sous une pression légère, égouttez. Remettez au feu avec du beurre et la moitié de son poids de parmesan ou gruyère rapé. Faites gratiner au four à volonté.

Macaroni au lait.

Le macaroni simplement bouilli au lait fournit un plat agréable par l'addition de fruits en compote.

Les deux recettes qui précèdent s'appliquent aux *nouilles* et au *vermicelle*.

Spaghetti à l'Italienne.

Faites cuire deux poignées de vermicelle dans 1 litre de lait. Additionnez 1 cuiller de beurre, 3 œufs battus, 1 échalotte hâchée. Placez dans un moule beurré. Cuisez une heure au bain marie.

Servez avec une sauce tomates.

Ce petit index ne saurait être complet.

Je laisse de côté des entremets et desserts nombreux, crèpes, poudings, soufflés, et les plats aux œufs. Je n'aborderai pas non plus les produits de la patisserie de ménage qui prennent une place utile dans le menu du végétarien. Pour tous ces détails je dois renvoyer aux recueils spéciaux dont il existe deux fort recommandables en langue française : L'un, plutôt théorique, écrit par un savant, le Dr Bonnejoy (1), l'autre essentiellement pratique, émanant de la plume d'un homme d'expérience Carlotto Schulz (2), qui pour mieux servir la cause végétarienne s'est fait cuisinier.

Les Boissons.

Le végétarien a rarement soif. Les fruits juteux qu'il affectionne lui servent de boisson. Il n'a pas comme le mangeur de viande ce besoin de stimulant qui fait désirer le vin ou la bière.

Il est bon d'être modéré dans l'usage du thé ou du café. Le malt (graine d'orge torréfiée) les remplace avantageusement. Il ne renferme pas d'alcaloïde énervant. Il est légèrement nutritif et tout à fait inoffensif.

Le lait ne constitue pas à proprement parler une

(1) *La Cuisine végétarienne*, par le Dr Bonnejoy.

(2) *La Table du Végétarien*, par Carlotto Schulz.

boisson. On ne le prend pas pour la soif, mais comme aliment.

Le jus de certains fruits, dans l'eau, peut fournir des breuvages rafraîchissants : jus de groseilles, de framboises, de cassis, de citron, d'orange.

Pour faire une boisson exquise, coupez une pomme en quatre, mettez-la dans un vase ; versez y un demi-litre d'eau chaude et laissez refroidir.

Quel que soit l'agrément de ces diverses préparations, la meilleure boisson contre la soif est l'eau pure, l'eau des sources vives à la campagne, l'eau bouillie ou distillée dans les villes quand les conduites ou les puits sont impurs.

LE RÉGIME DE TRANSITION

Ceux qui veulent embrasser le végétarisme devront, de préférence, y arriver graduellement. L'estomac s'habitue lentement aux aliments qu'on lui apporte régulièrement. L'atavisme, l'hérédité et la fausse nourriture que nous avons ingurgitée depuis notre jeune âge font que tous ne peuvent pas impunément passer d'un régime à l'autre sans se ménager une transition.

Le régime de transition doit être adapté à chaque individu. Il est difficile d'établir des règles générales.

Le néophyte commencera par supprimer les excitants, le poivre rouge, les boissons fortes. Il les remplacera par la stimulation des agents naturels : le grand air, le soleil, la gymnastique, les douches et les bains. Il mangera de la viande une fois par jour. Il prendra tous les jours de la salade, des fruits en abondance, du pain complet rassis ou grillé. Les céréales qu'il emploiera seront toujours grillées ou sautées au beurre avant d'être employées dans la confection des plats. Cette mesure a pour but de dextriniser l'amidon et de le rendre ainsi plus assimilable.

Bientôt il remplacera la viande par du poisson un, deux, puis trois jours par semaine. De temps à autre il lui substituera un plat d'œufs.

Après quelques semaines — ou quelques mois, selon le cas — de ce régime, le dégoût de la viande naîtra tout naturellement, surtout si l'on a soin de manger la salade ou les fruits avant le plat de viande.

Si le végétarien débutant est arthritique — et la plupart de nos contemporains sont atteints de cette diathèse — il pourra consulter avec fruit le tableau dressé après de minutieux calculs par M. le Dr Pascault, de Villerville.

Pour l'explication de ce tableau, se reporter à la brochure du Dr Pascault : *Le Régime végétarien comme source d'énergie* (1).

(1) Publié par la *Société végétarienne de France*. Prix fr. 0-40. S'adresser au secrétaire, M. Morand, 13, rue Froissart, Paris.

RATION ALIMENTAIRE d'un arthritique adulte, faisant un travail modéré, et ayant un poids actif de :	**50 kilogs.**	**60 kilogs.**	**70 kilogs.**
1° Le Matin :			
Lait, café ou cacao (sucrés)	200	250	300
Avec pain.	60 à 90	70 à 110	80 à 130
2° A Déjeuner :			
Si travail cérébral :			
Viande . . . . ou poisson (un peu plus que de viande)	40 gr. Une noix de côtelette.	60 à 70 gr. Une côtelette ou un petit bifteck.	
Ou œufs	1 ou 2	1 ou 2	
Ou macaroni, légumes secs	2 à 3 grandes cuillers (20 gr.)	3 à 4 grandes cuillers (25 à 30 gr.)	
Ou aux deux repas, fromages (Brie, Gruyère)	Un petit morceau	Un morceau moyen (30 gr.)	
Ou à un seul repas, lait caillé . . .	2 à 4 gr. cuillers.	3 à 5 grandes cuillers (120 gr.)	
Sinon, se contenter de :			
Un légume	Une pete assiette.	Une assiette moyenne.	
Et un dessert. Fruits frais.	170 à 250	200 à 300	230 à 350
Et un dessert. Ou fruits secs (par ex. pruneaux).	5 à 7	6 à 9	7 à 10
Et un dessert. Ou confitures	1 à 2 grandes cuillers (50 gr.)	2 à 3 grandes cuillers (50 à 75 gr.)	
Et un dessert. Ou crème de lait	3 à 4 grandes cuillers (50 gr.)	3 à 6 grandes cuillers (50 à 90 gr.)	
Et un dessert. Ou fromage, lait caillé (v. pls haut)	—	—	
Avec pain.	60 à 90	70 à 110	80 à 130
Avec boissons : en été (eau pure) . .	350	450	500
Avec boissons : En hiver : eau + vin 1/4, ou cidre 1/2, ou bière 3/4.	500	600	700

3° A Dîner : { un potage, un légume et un dessert, avec pain et boisson } *comme à déjeuner.*

Si travail excessif { augmenter de 1/4 au moins le pain, les aliments sucrés et l'eau. augmenter sensiblement les aliments gras et azotés.

Si repos absolu { diminuer de 1/5 le pain, les aliments sucrés et gras. Supprimer la viande si l'on en mange habituellement, et toutes les boissons alcooliques.

80 kilogs.	90 kilogs.	Tous les aliments ci-dessous sont considérés comme ayant été pesés crus et sans déchets.
350	400	Diminuer le pain de 1/3 quand on mange du chocolat au lait, ou du lait avec pain et fruits.
90 à 150	100 à 170	
80 à 90 gr. Une bonne côtelette ou un bifteck moyen.		Nous faisons figurer ici la viande et le poisson *pour limiter leur consommation* chez ceux qui y tiennent essentiellement. Ces aliments seront avantageusement remplacés par les œufs, le macaroni, les légumes secs et les fromages, et même par les petits pois, flageolets et haricots verts, choux et choux-fleurs, asperges, épinards et salades cuites qui contiennent une *notable* proportion d'azote.
2 ou 3		
4 à 5 grandes cuillers (35 à 40 gr.)		
Un morceau moyen (35 à 40 gr.)		
4 à 6 grandes cuillers (140 gr.)		
Une bonne assiette.		Diminuer le pain de 1/3 ou de 1/4 quand on mange des farineux, *et en particulier des pommes de terre.*
270 à 400	300 à 450	Chaque ration peut se dédoubler afin de varier les desserts : par exemple, au lieu de 4 cuillers de confitures on mangera 2 cuillers de confitures et 4 de crème, etc.
8 à 12	9 à 13	
2 à 4 grandes cuillers (60 à 95 gr.)		
4 à 8 grandes cuillers (70 à 120 gr.)		
—		
90 à 150	100 à 170	
600	650	
800	900	Celui qui n'use d'aucune boisson alcoolique en hiver doit augmenter légèrement sa ration de pain et d'aliments sucrés.

CONCLUSION

Le régime végétarien s'appuie sur la science. Il donne à ceux qui le suivent la force et la santé.

Si vous avez à vous plaindre de votre sort ou de votre santé, et si vous n'aimez pas de faire couler le sang, essayez du régime végétarien. Lorsque vous en aurez apprécié les bienfaits sur vous-même, sur vos enfants, sur votre entourage, venez rejoindre les rangs des végétariens militants, qui propagent la connaissance et la pratique d'un régime de vie rationnel, source pour eux d'un bien-être physique et moral qu'ils souhaitent à leur semblable. Apportez votre part à l'œuvre de régénération que nous poursuivons.

Dr ERN. NYSSENS

TABLE DES MATIERES

SOCIÉTÉS VÉGÉTARIENNES

Les membres *actifs* excluent de leur alimentation toute chair animale.
Les membres *associés* s'intéressent au végétarisme sans le pratiquer.
Le don unique de 50 francs donne droit au titre de *membre perpétuel.*

Société Végétarienne de France.

Président :

M. le Dr Jules GRAND, 8, rue Saint-Pétersbourg, Paris.

Secrétaire trésorier :

M. MORAND, 13, rue Froissart, Paris.

Cotisation annuelle : 5 francs, comprenant le service de la *Réforme alimentaire.*

Société Végétarienne de Belgique.

Secrétaire général :

M. Émile BRU, 5, rue Gérard, Bruxelles.

Cotisation annuelle : 3 francs, sans le service de la *Réforme alimentaire.*

La Réforme Alimentaire.

Organe mensuel des Soc. végétariennes de France et de Belgique.

Abonnement d'un an : fr. 3-50.

Directeur :

M. le Dr Ern. NYSSENS, 126, rue de la Loi, Bruxelles.

Publications Végétariennes.

(Expédiées franco sur demande).

		(*)
Le Végétarisme et le Régime végétarien rationnel, par le Dr Bonnejoy. . . . . fr.	4 10	3 50
La Cuisine végétarienne, par le Dr Bonnejoy . .	4 10	3 50
Dysémie, par le Dr Lahmann	3 10	2 50
La Table du Végétarien. Choix, préparation et usage rationnel des aliments, 700 recettes, par Carl. Schulz.	3 15	2 50

Année 1900.

La Réforme de l'alimentation. Exposé sommaire du Végétarisme. I. Ses bases scientifiques, par le Dr V., de la S. V. de F.	0 50	0 40
Le Régime végétarien considéré comme source d'énergie, par le Dr Pascault	0 40	0 30
L'Alimentation des Touristes, par le Dr E. Nyssens.	0 25	0 20
Discours et Toasts. Congrès international végétarien. Paris 1900. — *Pourquoi tuer?* Poésie de de M. Maurice Largeris.	0 40	0 30
Du traitement alimentaire du diabète, par le Dr E. Nyssens	0 40	0 30
Les Tendances idéales du Végétarisme, par M. le prof. Hoffmann	0 50	0 40
Contribution à l'étude des plantes alimentaires, par M. Largeris	0 40	0 30
Liste des Sociétés végétariennes, des Établissements hygiéniques et Restaurants végétariens, des Fournisseurs ayant consenti un avantage spécial aux membres de la S. V. de France	0 40	0 30
Liste des Membres de la S. V. de France	0 40	0 30

Les publications végétariennes sont expédiées franco sur demande, accompagnée d'un mandat poste de leur valeur, adressée au *Secrétaire de la S. V. de F.*, M. Morand, 13, *rue Froissart, Paris*, ou *au directeur de la « Réforme alimentaire »*, M. E. Nyssens, 126, *rue de la Loi, Bruxelles.*

(*) Prix spéciaux pour les membres des sociétés végétariennes.

SPÉCIALITÉS VÉGÉTARIENNES

PRODUITS RECOMMANDÉS

Les Extraits végétaux du Dr Lahmann. Ces sels alimentaires peuvent suppléer à l'insuffisance des légumes « blanchis ».

Le Lait végétal du Dr Lahmann, extrait d'amandes et de noix, aliment pour nourrissons, s'ajoute au lait de vache pour le rendre semblable, par sa composition, au lait maternel.

Le Cacao et le Chocolat du Dr Lahmann. Dans la fabrication de ces produits les alcalis sont remplacés par des extraits de plantes, ce qui les rend très nutritifs et d'une digestion parfaite.

L'Extrait végétal « Bios », en vente dans toutes les épiceries et au dépôt végétarien, rue d'Arenberg, 8-10, à Bruxelles.

La Sauce japonaise « Soja », condiment végétal, « A la Porte chinoise », 136, rue Royale, à Bruxelles.

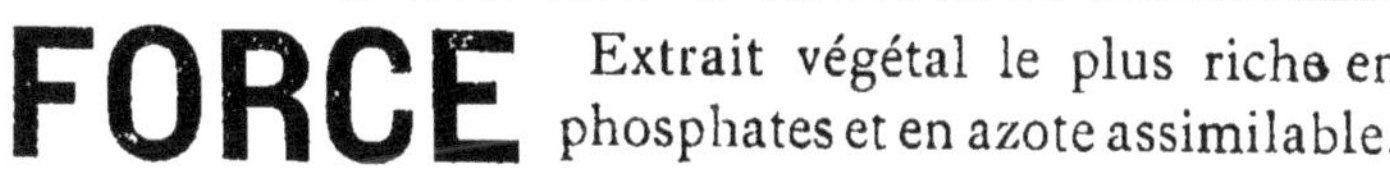

L'extrait végétal

BIOS

est supérieur à tous les extraits de viande.

Le

BIOS

est une des substances les plus riches qu'il y ait en matières alimentaires.

Les substances albuminoïdes du

BIOS

sont directement assimilables.

Le

BIOS

renferme sous une forme assimilable tous les éléments minéraux nécessaires à la nutrition.

Le

BIOS

possède les caractères de condiment peptogène des extraits de viande, sans en renfermer les matières de déchet (créatine, etc.).

Le

BIOS

peut donc remplacer la viande comme aliment et les extraits de viande comme condiment.

www.ingramcontent.com/pod-product-compliance
Ingram Content Group UK Ltd.
Pitfield, Milton Keynes, MK11 3LW, UK
UKHW020947180726
13838UKWH00003B/1174